U0281964

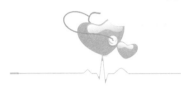

老年高血压患者的
自我管理与教育

党爱民　总主编

杨　旭　党爱民　主　编

中国科学技术出版社

·北　京·

图书在版编目（CIP）数据

老年心血管疾病患者的自我管理与教育 . 老年高血压患者的自我管理与教育 / 党爱民总主编；杨旭，党爱民主编 . — 北京：中国科学技术出版社，2022.8

ISBN 978-7-5046-9631-1

Ⅰ. ①老… Ⅱ. ①党… ②杨… Ⅲ. ①老年病—心脏血管疾病—诊疗 ②老年病—高血压—诊疗 Ⅳ. ①R54

中国版本图书馆 CIP 数据核字（2022）第 093958 号

目 录
CONTENTS

开　篇

高血压，我们生活中常见的慢性疾病之一，有"慢病之王"之称。但我们会经常遇到有些老年人完全不知道自己已经患有高血压（低知晓率）；或是知道患有高血压而没有引起重视（低治疗率）；又或因各种原因未能接受有效理想的降压治疗，最终导致血压控制不达标（低控制率）。

目前，超过半数的老年人（≥65岁）患有高血压，而高龄老年人（≥80岁），高血压患病率近90%。高血压是罹患脑卒中、心肌梗死等心脑血管疾病的主要危险因素。一旦确诊高血压，一定按医生开的药方服药，控制血压，不要等到无力摆脱并发症时，再悔恨不已。

"未病先防，既病防变"即"治未病"的理论出自我国现存医学文献中最早的一部典籍《黄帝内经》，指无病先防，得病后及早治疗，防止疾病传变。这种健康理念延续至今。本书正是通过对健康老年人进行高血压科学知识的普及，减少或延缓老年人患上高血压。而对于已经患有高血压的老年人，我们更加希望通过阅读本书，能够让患者早诊断、早治疗，控制疾病的发展。

可能有些老年人认为血压高，那么吃药把血压降下来就可以了，还需要管理什么呢？控制好血压需要按照医生的要求按时服药、监测血压、定期随诊。可您仔细想过什么时间吃降压药最合适、为什么每个人服用的降压药物有差异、怎样规范测量血压、新冠肺炎疫情下我们的降压治疗有什么特殊性……这些就是大多数老年患者在门诊想问个明白，可医生可能没有时间一一解答的问题。而这些问题都能在我们这本书中找到答案。

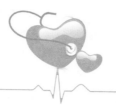

第一章
认识血压

1. 血压是如何形成的

血压是我们极为重要的生命体征之一。首先让我们了解什么是血压，简单来说，血压就是血液在血管壁上的压力，如果我们把拳头大小的心脏比作一个水泵，那么血液就相当于水，血管好比管道，水对管道产生的压力，就如同血液对血管壁的压力。我们日常所说的血压一般指动脉血压，即从手臂上肱动脉上测到的血压。

当心脏收缩时，血液对血管的压力，称为收缩压，即我们常讲的"高压"。当心脏舒张时，血液对血管壁的压力减低，血压下降，此时的血液对血管的压力，称为舒张压，即我们常讲的"低压"。

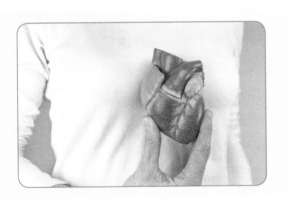

2. 您会正确测量血压吗

在日常印象中，测量血压看似是一件很简单的事情，但其实背后也有很多学问，让我们一起来看看如何正确地测量血压吧。

测量左侧还是右侧胳膊的血压呢

初次测血压时应该测双侧胳膊的血压，以后测量血压较高的一侧；或者在排除其他因素影响下（如某一侧手臂受伤），测量对侧胳膊血压；在门诊随访时建议选择固定一侧手臂测量，以达到前后数据对比的目的。如果两侧血压（收缩压）差值>10mmHg，建议进行四肢血压的测量。

测卧位还是坐位的血压呢

不同的身体姿势对于血压的测量存在影响，一般卧位收缩压较坐位高出 5 ~ 8mmHg，舒张压高 4 ~ 6mmHg。

测血压时需要注意的几个细节

（1）运动。正常情况下，随着运动量增加，血压随之升高。这时不妨稍稍休息，等一等。

（2）憋尿。憋尿时，膀胱过于充盈，会令人感到紧张、焦虑和压力。这些不舒服会促使身体中的激素释放，使血管收缩，血压变高。排空小便后，一般血压于2~3分钟可恢复正常。

（3）肥胖。胳膊太粗的高血压患者要用大号袖带测量血压，否则可能高估血压数值。

（4）姿势。测量血压时，保持肘部与心脏在同一水平，选择合适的袖带，袖带下缘在肘窝以上2.5cm。确保按血压仪使用说明或医生建议动作，将袖带中央至于肱动脉上方。坐位测量血压时，请端坐，保持背部紧贴椅背，双脚平放于地板，手臂平放于桌面。久坐的同时跷二郎腿会造成下肢静脉血液淤积，影响血液回流到心脏，这时为了保证身体正常的供血，心脏开始加紧泵血，从而导致血压升高。卧位测量血压时，尽量保持平卧位进行测量，如果是被迫卧位患者，如背部外伤、腰椎或脊柱畸形、手术患者，在不得不测量侧卧位的血压时，应测量卧位受压侧上肢的血压，以更接近准确值。

（5）烟、酒、咖啡与情绪。烟、酒、咖啡以及情绪激动等对血压测量都会有一定的影响，测量前应避免。安静状态下测量血压才更加准确。

（6）结果判读。需间隔一分钟

采集 2~3 次读数并记录，计算出平均血压，以判断您的血压水平。现在我们普遍使用电子血压计进行测量读数，更加方便准确。

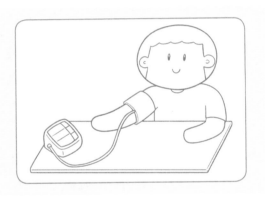

3. 了解 24 小时动态血压

无论是在医院诊室，还是家庭自测血压，一天的血压测量次数都是有限的。而 24 小时动态血压作为一种无创方便的检查方法，不仅每间隔 20～30 分钟就可以自动测量一次血压，最大的优点还在于可提供大量的血压相关参数，既可以反映工作状态、轻中度体力活动状态下的血压，也可以测量休息、睡眠过程中的血压，揭示血压的变化规律，还可以为高血压的诊断、血压的控制、药物的调整、患者心血管事件的干预等提供指导。老年人血压波动较大，因此 24 小时动态血压监测显得更加有意义，也被认为是比较客观准确的血压测量方式。

4. 血压因人、因时有差别

年龄、性别、体位、进餐、情绪、季节或温度等都会使血压测量数值有差异。女性的血压在年轻时略低于男性，而更年期后，女性与同龄男性血压基本相当，甚至会超越男性。即使对于同一个体，其左右上臂测得血压也存在差异，大多存在左高右低的特点，一般差5～10mmHg。

（1）血压昼夜有变化。正常情况下，一天中血压值存在2个峰1个谷，高峰一般见于上午6～10点，下午16～20点，低谷一般于20点开始血压下降，凌晨2点左右血压最低。

（2）血压与季节。到了冬季，人体受到寒冷刺激，血管会收缩，血压一般都有不同程度的升高。一些老年患者长期高血压，喜欢自己调药，比如天气变冷后血压升高，便自己增加药物剂量或服用频次，血压下降了又自己减量，这种做法是不科学的，反而会因为自己频繁调整药物使得血压波动增加，引起危险。

其实，有时候天气转凉血压升高，如果血压比平时轻度升高（收缩压增高不超过 10mmHg），暂时不用特殊处理，我们可以通过添加衣物保暖让血压恢复平稳，继续服用原来的降压药物，观察数日，一般而言，随着人体逐渐适应气温变化，多数人的血压可以逐渐恢复正常。如果血压升高明显，建议就医调整治疗方案。

（3）血压与体位。一般我们在家里或诊室测量血压多采用坐位，偶尔有卧位、立位，那您是否想过，不同的体位测量血压存在差异吗？通过大量的临床观察，发现血压随体位不同会发生变化，保持静息状态下，血压卧位≥坐位≥立位。

（4）血压与情绪。人们在激动、愤怒等情绪因素影响下，受交感神经兴奋的影响，血压特别是"高压"（收缩压）可明显升高。

（5）血压与运动。安静状态下，血压随之下降；缓慢适宜的运动，可扩张周围小血管，使血压略降低；剧烈运动时肌肉、内脏血管收缩，"高压"增高；在正常机体调节作用下，当停止运动时血压可恢复正常。

5.什么是"白大衣高血压"

面对医生，我们有时难免紧张，在医生为您测血压时，可能会出现血压偏高的假象，由于医生都穿着白色的工作服，所以这种情况又被称为"白大衣高血压"。对于白大衣高血压,深呼吸,待紧张心情平复之后再测血压,保证"轻松上阵"就可以了。

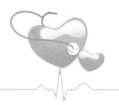

第二章
认识高血压

1. 什么是老年高血压

在没有使用降压药物的情况下，老年人（年龄≥65岁）在门诊3次非同一天测量血压，3次血压值均满足以下任何情况时，我们称之为"老年高血压"：①收缩压≥140mmHg且舒张压<90mmHg；②舒张压≥90mmHg且收缩压<140mmHg；③收缩压≥140mmHg且舒张压≥90mmHg。

有患者问，服用降压药以后血压在正常范围了，是不是可以摘掉高血压的"帽子"呢？曾明确诊断高血压且正在接受降压药物治疗的老年人，虽然血压<140/90mmHg，也应诊断为"老年高血压"。根据24小时动态血压，对高血压的诊断标准为：平均收缩压/舒张压24h≥130/80mmHg；白天≥135/85mmHg；夜间≥120/70mmHg。家庭自测血压的高血压诊断标准为≥135/85mmHg，与诊室血压的140/90mmHg相对应。因为老年人血压波动较大，所以推荐24小时动态血压监测来明确波动情况，再进行相应处理。

根据自己发现血压升高以来，最高的血压数值进行高血压分级，看看自己属于哪一级吧（见下表）。当"高压"（收缩压）与"低压"

（舒张压）分属不同级别时，以较高的级别为准。单纯收缩期高血压按照收缩压水平分级。

血压水平分类和定义

分级	收缩压 （mmHg）		舒张压 （mmHg）
正常血压	<120	和	<80
正常高值	120~139	和（或）	80~89
高血压	≥140	和（或）	≥90
1级高血压	140~159	和（或）	90~99
2级高血压	160~179	和（或）	100~109
3级高血压	≥180	和（或）	≥110
单纯收缩期高血压	≥140	和	<90

2. 高血压有哪些危害？什么是"靶器官"

有些患者认为只要把血压的数值降低就万事大吉，但事实上数值只是我们看到的冰山一角。我们还要透过血压情况，看到高血压对身体器官的损害有哪些，以及目前损害到什么程度。如果将高血压比作一枚子弹，那受其损害的身体器官仿佛是靶子，因此医学上将高血压损害的主要器官称之为"靶器官"。老年人往往有较长的高血压病史，因此对靶器官的损害更应该引起重视。

3. 高血压对"靶器官"有哪些影响

（1）心脏：血压高时外周血管的阻力增大，此时，心脏会超负荷工作，以更大的压力向外周血管泵血，保障各个器官的血液供应。长此以往，心脏的左心室会变肥厚、扩张，导致与高血压相关的心脏改变，进而发展为心力衰竭。

（2）脑：长期血压高，脑血管相对比较脆弱，极易发生缺血、出血性脑卒中。即使能度过脑卒中急性期，也往往会留下偏瘫等后遗症，影响生活质量。

（3）肾脏：高血压可引起肾细小动脉"老化"，使肾功能减退，终末期时可发展为尿毒症。同时，肾脏病变又会反作用于血压，使高血压变得更难控制。

（4）眼底病变：高血压患者可出现眼底改变，根据视网膜动脉的病变程度可分为四期，严重者可能会导致失明。

4. 怎样判断高血压严不严重

首先，看血压水平，判断自己

属于哪一级；其次，结合其他的危险因素、靶器官受损情况等。这些危险因素包括吸烟或被动吸烟、血脂异常、血糖异常、肥胖、早发心血管病家族史。还需要引起注意的是，年龄本身就是重要的危险因素之一。因此，建议在医生指导下进行评估并进行个体化的治疗。

5. 导致高血压的因素有哪些

目前认为，高血压的发病是在一定的遗传基础上，受多种后天因素的影响，使正常血压调节机制失常所致。

（1）遗传。当您就诊时，医生一般会问您的父母、兄弟姐妹等亲属有无高血压，如果家族近亲成员患高血压，您患高血压的概率就会比较大。

（2）年龄。伴随年龄增长，医学上所说的老年人血压的神经——体液调节能力下降，表现为容量负荷增多和血管外周阻力增加，血压升高。老年高血压患者常见"高压"（收缩压）升高和脉压（高压和低压的差值）增大。

（3）一"盐"难尽。尤其对于严重高血压和盐敏感的高血压患者，摄盐过多会导致血压升高。

（4）烟酒的影响。研究证明，吸一支烟后心率可增加 5 ~ 20 次/分，收缩压增加 10 ~ 25mmHg。烟草内含有的尼古丁会使心率加快，同时也促使身体大量释放一种叫作儿茶酚胺的物质，使小动脉收缩，导致血压升高。尽管目前已启动公共场合全面禁烟的规定，但如何让高血压患者从生理和心理双重戒烟，仍需要患者自身以及全体社会成员进一步的努力。

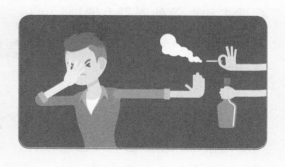

酒精会导致血压升高，尤其是"高压"（收缩压）升高，还会减弱降压药的降压作用。因此，老年人应限制酒精摄入，男性每日饮用酒精量应<25g，女性每日饮用酒精量应<15g。白酒、葡萄酒（或米酒）或啤酒饮用量应分别<50mL、100mL、300mL。

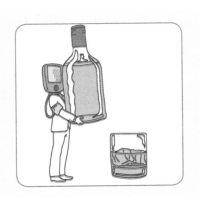

（5）体重。国际上用身体质量指数（BMI，Body Mass Index）衡量人体肥胖程度。首先算一算是否超重或肥胖。理想的BMI（18.5～24）=体重（单位：kg）÷身高（单位：m）的平方。中国人体重指数的最佳值应该是20～22，BMI≥24为超重，BMI≥28为肥胖。同时要警惕"苹果型"身材，也称为"中心型肥胖"，即腹型肥胖（男性腹围≥90cm，女性腹围≥85cm），同样是高血压的危险因素。体重每减少 1kg，身体的负荷也随之减轻，血压也随之减低 1mmHg，但在控制体重过程中，老年人应注意避免过快、过度减重。

（6）精神压力。第二次世界大战期间，研究人员发现战场上有些长期精神紧张的士兵血压会持续升高，进而发展成高血压，但经过战后一段时间的休整，血压就能得到控制。因此，越来越多的研究认为持续精神压力大、情绪激动、焦虑、劳累是高血压的危险因素。这种与精神压力刺激密切相关的高血压，被称为"精神压力相关高血压"。不妨自查一下，看看是否有头晕、头痛、颈项僵硬、疲劳乏力、心慌，同时可能伴随失眠、兴趣降低、注意力下降、紧张、担心害怕、脾气急躁；更有甚者可能伴随对声音、空间、温度的敏感等表现。如果有以上困扰，不妨尝试通过改变生活方式、适当运动，必要时寻求专业的心理干预以平衡心态，给压力减负，让血压好起来。

（7）环境。长期生活在噪音中，听力减退的人群更容易患高血压。

（8）打鼾。有些老年人睡醒后总觉得白天晕晕沉沉，健忘，血压控制不理想，这可能和晚上睡觉打鼾息息相关，即"睡眠呼吸暂停综合征"。如果有超重或肥胖、上气道解剖异常、家族遗传倾向、长期大量饮酒和（或）服用镇静催眠药物、长期重度吸烟等情况，需要警惕。这些是不容易被发现的影响血压的因素。

（9）药物影响。这些药物可能

会使血压升高：非甾体抗炎药物、激素、麻黄碱、化疗用药物、甘草制剂等，在日常要引起注意。

6. 血压高时一定有症状吗，无症状≠无危害

无症状不等于无危害。高血压大多缺乏特殊的症状，常常是在测量血压或者已经发生心、脑、肾等并发症时才被发现。血压高又无症状可寻，极具潜在危险性。所以，需要定期在家测量血压，如连续数天按照正规流程测量血压都大于135/85mmHg，建议进行 24 小时动态血压监测，必要时就医。

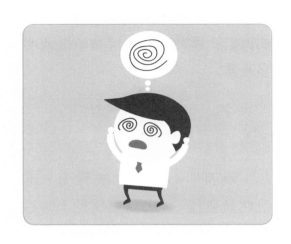

7. 高血压是如何分类的

高血压分为原发性高血压、继发性高血压。原发性高血压是以目前的医学水平无法确切解释的、原因不明的高血压，也是临床上最为常见的高血压类型。继发性高血压被称为"可被治愈的高血压"，指"高血压"是发于其他疾病产生的症状之一，当查出病因或去除、控制病因后，这种高血压可被治愈或明显改善。

8.顽固高血压

顽固性高血压也被称为"难治性高血压"，占高血压的 10% ~ 20%，存在更高的心脑血管危险。何谓"难治"，指在改善生活方式的同时，应用了至少 3 种降压药物（包括利尿剂）后，在一定时间内（一般多于 1 个月）血压仍高于需要达标的血压水平，或服用至少 4 种降压药，血压才能被有效控制。

寻找血压顽固的原因是关键。

（1）要保证测得的血压是准确的：准确测量血压；排除白大衣高血压等影响测量的因素。

（2）降压治疗是不是合理：坚持的生活方式改变了吗？按时服药了吗？是否在频繁看不同的医生，频繁地换用不同降压药物？是否服用了影响血压的药物？是否存在失眠、疼痛和焦虑等情况？

（3）如果排除以上原因，需要进一步筛查有无继发因素引起高血压。

9. 什么时候需要警惕继发性高血压

在老年高血压患者中，继发性高血压并不少见，但何时需要筛查继发性高血压呢？

当患者是新诊断出的高血压，建议进行常见的继发性高血压筛查；当出现一些蛛丝马迹或是上面提到

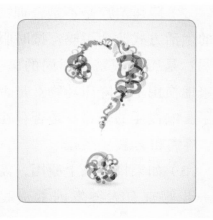

的"难治性高血压"时，需要及时就医，并进行相关的筛查，以排除继发性高血压的可能。

对于老年患者会有哪些蛛丝马迹提示继发性高血压的可能呢？

如果有以下情况：

（1）有肾脏疾病。

（2）有甲状腺疾病或其他内分泌疾病的病史。

（3）长期服用激素、布洛芬等

非甾体类抗炎药、麻黄碱、甘草等。

（4）父母兄弟姐妹有肾脏、内分泌的疾病史。

（5）有以下的表现：血压突然升高，或忽高忽低；肥胖；血压突然升高时，有头痛、出汗、心慌、脸色苍白的症状；夜尿增多、肌肉无力或瘫痪、抽搐（低血钾）等。

10. 如何分辨老年人常见继发性高血压

肾实质性高血压

肾实质性高血压是指由肾脏自身的病变所引起的血压升高。常常伴有蛋白尿、血尿、肾小球滤过率下降、贫血等肾功能损害等表现。

需要结合症状，肾脏彩超等临

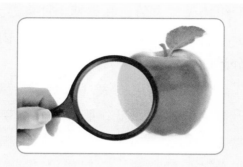

床常用的检查手段，必要时需要通过肾脏活检来进一步明确肾脏疾病的类型。

在治疗上主要是限制钠盐的摄入，治疗原发肾脏疾病，降压方案上需兼顾延缓肾功能恶化，如联合应用血管紧张素转换酶抑制剂、血管紧张素Ⅱ受体拮抗剂和钙离子拮抗剂降压药等。

肾血管性高血压

老年人肾血管性高血压常见

的原因有动脉粥样硬化。这是引起老年人群肾动脉狭窄最主要的原因——狭窄导致肾脏缺血，进而引起血压升高。可通过双肾动脉超声、肾动脉增强 CT、肾动脉造影等进行诊断。因此，针对动脉粥样硬化的治疗必不可少，包括调脂稳定斑块、抗血小板聚集等，同时还需注意生活方式干预，如戒烟、限酒等。

应用血管紧张素转换酶抑制剂、血管紧张素 Ⅱ 受体拮抗剂和钙通道阻滞剂可以起到降压效果，但对于单功能肾或双侧肾动脉狭窄时，禁用血管紧张素转换酶抑制剂和血管紧张素 Ⅱ 受体拮抗剂。

如果药物治疗效果较差，可以就医考虑经皮穿刺行肾动脉扩张或植入支架。

内分泌相关高血压

有些老年人的血压升高和一些内分泌情况相关，需要就医进一步制定治疗策略。这类疾病中，比较常见的是原发性醛固酮增多症。这个疾病多由肾上腺病变导致体内醛固酮（一种激素）分泌过多进而引起血压升高。通过微创手术切除单侧肾上腺病变部位后，80%的患者血压能完全恢复正常。如果双侧肾上腺增生而外科手术效果较差，多数需要长期药物治疗，首选螺内酯、依普利酮。

睡眠呼吸暂停综合征

睡眠呼吸暂停综合征是指睡眠过程中反复呼吸中断和（或）通气下降，引起慢性间歇性血氧下降，常见的表现就是"打呼噜"。它会使体内的一些神经激素分泌异常，造成血压升高。这些人的血压往往波动较大，单纯使用降压药物疗效较差，很难将血压控制在正常范围。需要进一步检查引起睡眠呼吸暂停的原因，多数情况是由肥胖、高龄、扁桃体肥大、鼻中隔偏曲、部分中枢神经系统病变引起的，治疗上主要包括改善生活方式，如适当运动、戒烟限酒、减重、侧卧睡眠等，严重时睡眠过程中需要使用便携式呼吸机、外科治疗等。

17.血压急剧升高如何应对

高血压危象是高血压的常见并发症，血压明显升高至≥180/120mmHg，包括高血压急症及亚急症。高血压危象虽然仅占高血压的 1%，但如不能及时和适当治疗将严重影响预后及生命。

（1）高血压急症。高血压急症是指原发性或继发性高血压患者的疾病发展过程中，患者在一些诱因下血压突然升高，同时有进行性心、脑、肾、眼底等靶器官损害，包括急性心力衰竭、急性冠脉综合征、主动脉夹层、高血压脑病、颅内出血（脑出血和蛛网膜下腔出血）、脑梗死、肾脏损害、围手术期重度高血压、嗜铬细胞瘤危象等。患者需要及时住院治疗，不可轻视。

（2）高血压亚急症。血压显著升高但不伴有急性心、脑、肾、眼底等靶器官损害。患者可能有血压明显升高造成的症状，如头痛、胸闷、鼻出血和烦躁不安。

区分高血压急症与高血压亚急症的关键是看是否有靶器官损害，而不以血压高低而论。因累及器官的不同，有不同的临床表现，除测量血压以确定血压准确性之外，应仔细评估靶器官受损害程度，同时查找引起高血压危象的原因，积极治疗，防止再次发生。

面对血压的急剧升高，我们一定要立即进行处理，如不能及时和适当治疗，将严重影响预后。因此，建议患者尽快就医。就医时应准确告知医生有无高血压病史及其他病史；服用降压药物和平时血压控制情况；有无突然停用降压药物；现在是否服用其他药物；最近有无急性感染、尿潴留、急慢性疼痛、惊恐发作等情况。

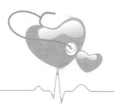

第三章
高血压的治疗

1. 血压需要控制在什么范围

对于老年高血压患者，首要是将"高压"控制达标，那是不是将血压降得越低越好呢？

要根据年龄及自身情况而定：年龄≥65岁，血压≥140/90mmHg时，在生活方式干预的同时，可以使用降压药物治疗，将血压降至<140/90mmHg。如情况允许，建议最佳控制目标为<130/80mmHg。年

龄≥80岁，如果血压≥150/90mmHg，需要使用降压药物，将血压降至＜150/90mmHg，若耐受性良好，则进一步将血压降至＜140/90mmHg。

对于衰弱的高龄高血压人群，血压≥160/90mmHg时，应考虑开始降压药物的治疗，收缩压控制目标为＜150mmHg，但尽量不低于130mmHg。如果患者在降压治疗过程中无明显不适等症状，一般不应停止降压治疗。在能耐受的情况下，逐渐将血压控制在理想范围，避免

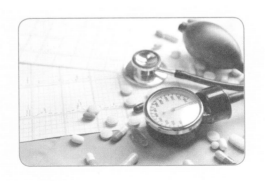

降压过快带来不良反应。

2. 生活方式的改变——一剂无处不在的降压药

世界卫生组织的研究表明，生活方式对人们的健康和寿命起到了重要作用，大约占 60%。针对高血压患者的不良生活方式，可做出相应改善，如低盐饮食、戒烟限酒、增加活动、减重、保持好心情、保证好睡眠等。在使用降压药物的基础上，配合这些非药物的治疗方式，不仅可以助降压一臂之力，还可以维护全身其他系统的健康，何乐而不为呢？

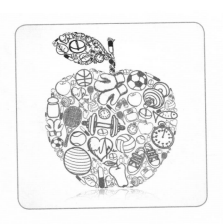

3. 快速了解常用降压药有哪些，识别不良反应

经过半个多世纪的科学发展，我们已经有了多种非常有效的降压药物，几乎可以有效控制每个人的血压。尽管我们可能没有办法也没有必要去详细了解所有的降压药物，但也应该知道一些常用降压药物的

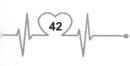
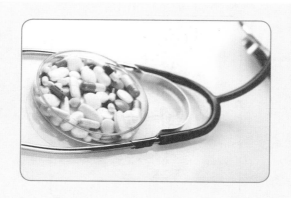

知识，尤其是药物的不良反应。

（1）钙通道阻滞剂，即药物化学名字中带有"地平类"的降压药物。服用这类药物时需要警惕以下可能出现的不良反应，如心跳增快、脸红、脚踝肿、头痛、牙龈增生等。

（2）血管紧张素转换酶抑制剂和血管紧张素Ⅱ受体拮抗剂。这两类药物化学名字中带有"普利""沙坦"的。有些患者服用"普利"类药物后会出现刺激性干咳、多见于用药初期。建议患者不必担心，如果症状轻可坚持服药，当不能耐受时可改用"沙坦类"降压药物。

（3）利尿剂。一种利尿剂为排钾利尿剂，可能会引起低血钾、乏力，如果有痛风也不能使用这类药物。此外，还有一种利尿剂为保钾利尿剂，属于弱效利尿剂，需要谨防高血钾，肾功能不全时尤其要注意监测。

（4）β受体阻滞剂，即药物化学名字中带有"洛尔类"的药物。最常见的是酒石酸美托洛尔、富马酸比索洛尔等，使用这类药物时，建议不要自行突然停药，否则易发生反跳性心率增快、使高血压升高。老年人心率较慢，使用此类药物时一定要在医师指导下进行。

（5）α受体阻滞剂，如特拉唑嗪等，不作为高血压治疗的首选药，适用于高血压伴前列腺增生患者，也用于难治性高血压患者的治疗。服用此类药物容易发生直立性低血压，所以应在晚上入睡前给药。

总之，降压药物种类繁多，建议在医生指导下进行个体化科学的降压治疗。不要轻信周围的小广告、伪科学，不要随便购买和服用不正规的降压保健品。

4. 什么时候服用 2 种或 2 种以上降压药物

有时候医生可能会给患者 2 种或 2 种以上降压药物的处方联合治疗，那什么时候需要联合降压治疗呢？一是对于服用 1 种降压药物，血压还不理想的；二是刚刚治疗时，血压≥160/100mmHg 或高于目标血压 20/10mmHg，危险分层中属于高危或很高危时。

采用 2 种或 2 种以上作用机制不同的降压药联合治疗，在达到 1+1>2 的降压效果同时，可以互相抵消或减轻不良反应。

目前市面上还有可以将联合的 2 片不同作用机制的降压药通过制药工艺合成为 1 片复方制剂，如缬沙坦氨氯地平、厄贝沙坦氢氯噻嗪等新型固定配比复方药物。这类药物可以方便患者服药，减少错服、漏服的可能。

5. 什么时间服用降压药最合适

针对血压白天高、夜间低的特

点，目前提倡早晨起床后（6:00—7:00）即服药，若白天血压控制仍不理想，可以在原有长效降压药物基础上加用中短效降压药物或者就医调整治疗方案。降压药物中有利尿剂，患者可以尽量在早上服药，以免下午或夜间服用后造成夜尿次数增加，影响休息。

夜间血压高时，可将一种或数种长效降压药改为晚间（20:00—

22:00）或睡前服用，但要防范夜间直立性低血压的发生，夜间起床时务必缓起慢动。

6. 血压降到正常范围时，还需要继续吃降压药吗

在服用降压药物后，自认为血压降下来就万事大吉，立刻停用降压药的人不在少数。服用降压药物断断续续，这样的用药误区您有吗？

目前，降压药物在体内发挥作用的最长时间也只有48小时，对于大部分原发性高血压患者，规律服药正是为了保证药物在体内保持有效的浓度，发挥其平稳降压的作用，从而达到保护心、脑、肾以及眼底等靶器官的最终目标。所以，服用

降压药物是一件伴随终生的事情，不能轻易停用。的确，部分轻度高血压患者，在血压升高的初期就开始严格管理生活方式，健康生活方式可以降低血压水平，对于这部分患者可以逐渐减少降压药物剂量，尝试停用降压药物，但一定注意血压监测，一旦出现停药后血压"反弹"升高，应恢复降压药治疗。

7. 降压药需要频繁更换吗

可能很多老年患者会问，降压药物总吃会不会产生耐药性，是不是以后越吃量越大？会不会成瘾？需不需要经常更换降压药呢？首先，降压药物一般不会耐药，也不会成瘾；其次，对于药物的种类，如果患者现在的血压控制稳定，无不良

反应，不建议频繁地更换降压药物，
要知道适合自己的就是最好的。如
果频繁更换，血压也会跟着起起伏
伏，难以有效平稳控制。

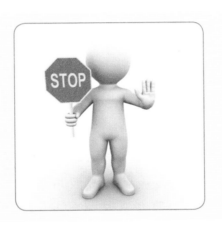

8. 有根治高血压的方法吗

好多原发性高血压患者常常
问，有没有一种方法可以不用终生

服用降压药物，同时又能很好地控制血压呢？其实，针对这一问题的研究一直没有停止过，对于那些轻度或者继发性高血压，去除诱因或继发因素后，可逐渐减药最终停药观察。另外，早在1889年，研究发现交感神经系统在高血压的发病中起重要作用，1933年，外科手术切除胸腰部交感神经用于治疗高血压，虽然有效，但由于当时的手术技术水平有限，围术期的致死、致残率较高，所以该项技术被叫停了。近些年，随着介入技术的日趋成熟，肾动脉交感神经消融术在阻断肾动脉交感神经方面发展迅速，该手术是通过消融导管在肾动脉内膜释放能量，使分布在外膜的大部分交感神经凝固坏死，降低交感神经兴奋性，从而达到降压目的。此外，其他一些器械降压治疗方法有：压力感受性反射激活疗法、髂动静脉吻合术、颈动脉体化学感受器消融、深部脑刺激术和减慢呼吸治疗等也在研究中，期待能早日广泛应用于临床。随着研究不断深入进步，精准预防与治疗前景光明。

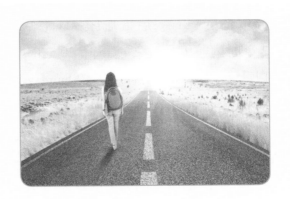

9. 其他常见问题

> ## 患高血压多年服药治疗血压平稳，最近常常饭后头晕、犯困，如何处理

这可能与"餐后低血压"相关。如果患者出现以下情况中的一种，高度怀疑患有餐后低血压：①餐后2小时内收缩压比餐前下降20mmHg以上；②餐前收缩压≥100mmHg，而餐后<90mmHg；③餐后血压下降未达到上述标准，但出现餐后心脑缺血症状（心绞痛、乏力、头晕、晕厥等）。患者应该注意观察血压情况，建议在餐后平卧0.5~2小时，以保证大脑和心脏等重要脏器的供血。待缺血症状消失或者血压恢复常态以后再慢慢坐起，适应后再站

立行走。此外，高糖类容易诱发餐后低血压，建议少食多餐、低糖类饮食。

起床或久坐后站起时的"忽悠感"如何处理

这种"忽悠感"其实是血压一过性的降低所导致的表现，跟身体位置的变化非常密切。人由卧位变到站立位，因重力作用，血液更多地积聚于下肢，导致大脑灌注不足，出现一过性的脑缺血进而出现"忽悠感"，需进行卧位、立位血压监测。可应用弹力袜等增加回心血量的措施，体位转换时增加过渡动作比如卧位先逐渐半卧位再到坐位。如仍反复发作，建议及时就医。

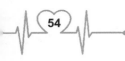

血压一到医院测量就升高，如何破解

在家中测量血压正常，为什么一到医院测血压就升高呢？患者在就医或体检时是否有这样的情况出现？

（1）放松心情、避免白大衣高血压。

（2）注意保暖。天气寒冷通常会引起人体血管收缩，致使血压升高。注意防寒保暖、适当增减衣物，尤其是在体检测血压时。

（3）静息状态测血压。是否急匆匆地赶到医院，就马上测血压了呢？正常情况下，随着运动量增加，血压随之升高。运动后，高压通常会在几分钟内下降至平时休息水平，并且可能保持低于运动前水平达几个小时。

这时不妨稍稍休息等一等；如果准备体检，可适当调整一下体检顺序，比如先进行与心率、血压无关的检查项目，待 30 分钟左右等心率恢复正常后，再测血压。

（4）憋尿不查血压，查血压前不憋尿。

（5）肥胖。胳膊太粗的高血压患者要用大号袖带测量血压，否则可能高估血压数值。

（6）姿势很重要。就诊时，有没有习惯性的跷二郎腿？久坐的同时跷二郎腿会造成下肢静脉血液淤积，影响血液回流到心脏，这时为了保证身体正常的供血，心脏开始加紧泵血，从而导致血压升高。还有研究对正常人平卧位、侧卧位的血压进行测量，分析出侧卧位的受压侧上肢血压均接近平卧时双上肢的血压值，而对侧上肢血压低于平卧位时双上肢的血压值，甚至会有低血压的假象。

发现血压一过性偏高，接下来该怎么办

测血压时排除以上的干扰因素，医生在诊室一般至少会测量 2 次血压，且至少间隔 1 分钟左右，然后取这 2 次的平均数。如果几次下来测量结果均高于正常值，首先要排除高血压急症与亚急症。

血压一过性升高需要引起注意，重新审视和改变自我的生活方式，如控制体重、限制盐的摄入、戒烟限酒等，在家里需要监测血压，做好记录，血压值持续超过 140/90mmHg，需要及时就医。

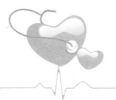

第四章
高血压合并症的管理

随着年龄的增加，老年人各脏器有其特殊的病理生理变化，老年高血压患者常伴发冠心病、脑梗、糖尿病、肾脏疾病等。对于这样的情况，我们应该如何应对呢？

1. 高血压合并冠心病时血压的管理

长期高血压可以促使冠状动脉粥样硬化，最终会导致冠心病。高血压患冠心病的风险是正常血压者的 2~4 倍。有研究表明，血压每升高 20/10mmHg，死亡危险增加 1 倍。

如何选用降压药

（1）可选用既能降压，又能降低心肌耗氧，改善心肌供血的"洛尔类"降压药。

（2）选用保护心肌，改善心功能的"普利类""沙坦类"降压药。

（3）扩张外周、冠状动脉，长期应用"地平类"降压药。

高血压合并冠心病时，尤其需要缓慢降压，对于老年高血压且脉压差大的患者，降压过程中要提防舒张压降过低，舒张压不宜低于 60mmHg。

对于<80 岁者，血压控制在<140/90mmHg，若一般状况好、能耐

受降压治疗，尤其伴有既往心肌梗死，可将血压降到＜130/80mmHg。对于≥80岁者，血压控制目标为＜150/90mmHg，如耐受性良好，可进一步降至140/90mmHg以下，对于脉压差增大（≥60mmHg）时，强调首先将收缩压控制到满意水平。

日常生活中需要注意什么

戒烟限酒、情绪管理、控制体重、合理饮食等生活方式的改善不仅与高血压关系密切，与冠心病的防治更是息息相关，当高血压合并冠心病时，更应将改善生活方式坚持到底。

当老年高血压合并冠心病时，除了服用降压药物，大多数人还需要常规口服抗血小板药物，例如阿司匹林、氯吡格雷等。这些药物在抗血小板聚集的同时，也增加了出血的可能。而我们知道，当血压升高时，会增加出血性脑卒中的风险。当抗血小板药物遇到血压升高，就需要格外小心了，每天服用抗血小板药物的患者，需要格外关注血压的情况。如果血压低于 150/90mmHg 时，口服抗血小板药物相对安全。

2. 高血压合并糖尿病时血压的管理

无论是高血压，还是糖尿病，它们都是心脑血管病的危险因素。两者同时患病时，心脑血管疾病的风险会升高。对于老年糖尿病患者，推荐血压控制在 <140/90mmHg，若能耐受，进一步降低至 <130/80mmHg，推荐舒张压尽量不低于 70mmHg。

如何选用降压药

高血压合并糖尿病患者首选"普利类"降压药；服用"普利类"出现干咳等不适时，考虑用"沙坦类"降压药替代；若血压仍高，考虑加用"地平类""洛尔类"降压药。糖尿病患者慎用大剂量利尿剂。在选择用药用量的过程中需要结合肾功能等情况。

日常生活中需要注意什么

糖尿病不能根治但能控制，糖尿病并发症的管理直接关系到血压的控制。生活中需要做到"管住嘴、迈开腿"。限制糖的摄入，低盐低脂饮食，三餐定时定量，控制总热量，饮食合理搭配，不暴饮暴食；适当运动，控制体重；学会自我监测血糖；戒烟限酒；调整情绪，保持平和的心态，不急不躁。

3. 高血压合并脑卒中时血压的管理

降压治疗的目标

急性脑出血的患者，应将收缩压控制在 < 180mmHg；急性缺血性卒中的患者，应将收缩压控制在 160mmHg 左右。此时不建议将血压降太低，待病情平稳后逐渐降压。以前有过脑梗病史的患者，应根据患者具体情况确定降压目标。

日常生活中需要注意什么

脑卒中是高血压患者容易患上的疾病之一。"时间就是生命，时间就是大脑"，那么我们如何在生活中快速识别脑卒中，做到尽早发现、尽早治疗呢？

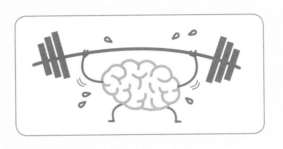

国际上推荐的"FAST"流程可以帮助患者快速识别急性脑卒中。"FAST"即迅速、敏捷的意思，同时，也是快速识别急性脑卒中的各步骤英文缩写。"FAST"中 F 指 Face（面部），比较脸部两侧是否对称，有无口角歪斜；A 指 Arm（胳膊），观察一侧胳膊有无麻木、抬举无力；S 指 Speech（说话），说话是

否清楚，有无说话大舌头的情况；T
指 Time（时间），或者是 Telephone，
即拨打 120 急救电话。如果有以上
情况出现，有 72% 的可能是发生
了急性脑梗死，需要尽快拨打 120，
及时到医院就诊。平时仍需注意改
善生活方式，如低盐低脂、控制体
重戒烟限酒、适当运动等。

4. 高血压合并慢性肾脏病时的血压管理

高血压合并慢性肾脏病，尤
其是合并蛋白尿时，首选"普利
类""沙坦类"降压药，可以从小剂
量开始。对于高血压合并糖尿病肾
病时，需用到可耐受的最大剂量，
期间需要严密监测血钾和血肌酐水
平以及肾小球滤过率，以便及时调

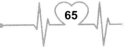

整药物剂量和剂型。

对于老年高血压合并慢性肾脏病患者，推荐血压降至<140/90mmHg；对于尿白蛋白 30～300mg/d 或更高时，推荐血压降到<130/80mmHg；血液透析时，透析前收缩压应<160mmHg；老年腹膜透析患者血压控制目标可放宽至<150/90mmHg。

老年高血压合并慢性肾脏病存

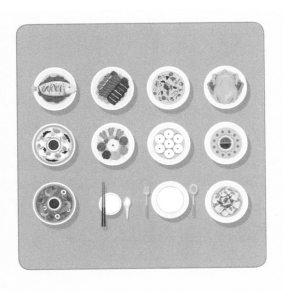

在蛋白尿时，往往不推荐多食用豆制品，而是建议选择人体所需且容易被吸收的蛋白质，比如动物蛋白等。

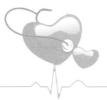

第五章
高血压的日常调护与管理

1. 高血压饮食的黄金原则

　　高血压患者的饮食选择非常重要，建议吃出色彩、吃出健康。新鲜的蔬菜水果含有的钠盐较低，含钾盐相对高，而钾盐可有助于降压。相较含钠盐较高的熟食、香肠、卤蛋等腌制肉、蛋制品，新鲜的肉类、蛋类更为健康。普通人群建议每日饮水 7~8 杯（1500~1600mL），倡导白开水或淡茶水，小口慢饮，这样最利于身体吸收水分。尽量减少在外聚集就餐，如在外就餐，可以主动要求少放盐，有条件可选择一些低盐、低脂的清淡饮食。

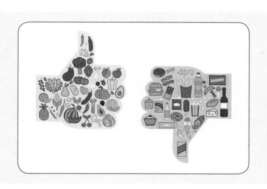

2. 食物可以治疗高血压吗

不可以。很多高血压患者认为药物有各种不良反应，因此想通过服用各种特定食物包括木耳、芹菜、大蒜等来降压。事实上，目前并没有医学研究证据证明这些食物有降压的功效。我们提倡的低盐低脂饮食是高血压的辅助治疗方式，因此，在医生指导下合理用药才是降压稳压的关键。

3. 如何控制盐的摄入

一般推荐每日不超过 6g 的食盐摄入量（具体推荐量不同时间或不同国家略有差异，但都在 6g 左右）。用一个普通啤酒瓶盖装盐，平装满一盖，即相当于 5～6g 食盐。

不同的饮食习惯，盐的摄取途径有所不同。我国盐的摄取 80% 来自烹饪时的食盐或含钠盐较高的调味品（如酱油、豆瓣酱等）以及用钠盐腌制的食品（如咸菜、咸鱼、

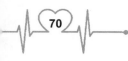

腊肉等）。

生活中需要注意以下细节

（1）少放盐，使用控盐勺。

（2）厨房里的调味品。调味品含钠盐较多，在超市选购时注意留意标签中钠的含量，选择低钠含量的调味品。

（3）少吃咸菜。咸菜、榨菜和泡菜等腌制的食物含盐量也很高。

（4）选择低钠盐，有助于减少盐的摄入。

（5）警惕无形的盐。方便面、香肠、零食等含有很多无形的盐，有些零食甚至尝不出咸味。

（6）坚持。减盐行动坚持 3 ~ 4 周，就会发现身体对咸味的要求在减少，减盐成功。

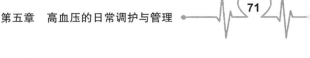

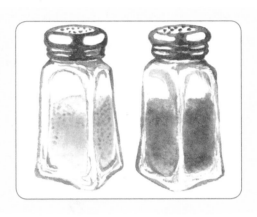

4. 如何控制体重

控制体重的黄金原则是保持一定的能量负平衡，即每天支出的能量超过每天摄入的能量。当身体通过燃烧体内储备的脂肪来达到能量消耗，使能量负平衡时，体重就减轻了。结合老年人生理特点，控制体重的最佳方法是持之以恒的有氧运动结合科学的饮食。坚持定期运动，养成细嚼慢咽吃东西、吃完饭之后站一小会儿等小习惯，把瘦身当成一种生活习惯去培养，才能有一个好的减肥效果。

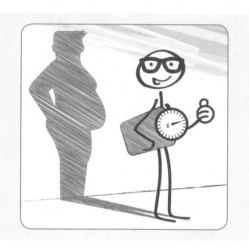

5. 生命在于运动

运动可以使人精力充沛地投入到日常生活中，而不会感到过度疲

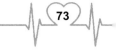

劳。新冠肺炎疫情中，钟南山院士80多岁仍坚持奋战在抗击疫情一线，他的生活秘诀之一就是坚持运动。

运动要以长时间有氧运动为主，注意强度不要太高，符合脂肪燃烧最佳条件的中低强度运动（身体微微出汗、微微喘气的强度），其运动时间一定要超过30分钟。这是因为体内脂肪燃烧要在运动30分钟后才达到最大。可以选择散步、打太极拳等比较舒缓的运动。

如何制定适合自己的活动强度呢？通常情况，健康成年人的正常心率为每分钟60~100次，运动时最大心率 = 220 - 年龄。60%~85%的普通人群，其最高心率是适宜的运动心率。患者可以在医生指导下确定自己的运动强度并持之以恒，也可以通过自己主观的疲劳等感觉来判断身体活动的强度，但要做到适可而止。

6. 减轻精神压力，保持好心情

当人步入老年，可能或多或少会对未来的生活产生担心和顾虑，那么血压也会出现波动。其实，只要乐观正视现实生活，心胸开阔、平和地接纳自己和别人，避免负面情绪在心中的堆积，一定可以将老年生活过得有滋有味。比如我们可以通过旅行、运动、倾诉等有利于身心健康的方法排遣不良情绪，必要时进行心理咨询。

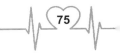

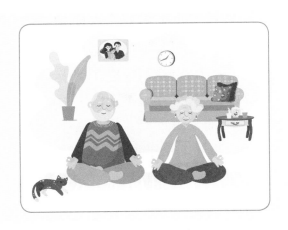

7. 新冠肺炎疫情下血压的管理

新冠肺炎疫情的出现，对老年患者的自我血压管理提出了更高的要求，希望老年患者能坚持监测血压、科学服用降压药物，备齐药物，减少在医院停留的时间。若出现血压升高，伴随严重不适症状时，须及时就医，切不可因疫情等顾虑，延误就诊。

同时，也要做好个人防护，生活起居规律，饮食营养均衡。《中国健康生活方式预防心血管代谢疾病指南》（2020）推荐中等强度家居活动：整理床铺、搬桌椅、拖地、手洗衣服等，每周 150 分钟，如身体条件允许，可增加至 300 分钟，争做家务、锻炼身体两不误，但一定要量力而行。如果有条件，还可以居家跑步机慢跑或快走，划船机等器械运动；还有不受场地影响的瑜伽、八段锦、太极拳、易筋经、五禽戏等。

增强心理免疫力，拥有好心情。调整好自己和家庭成员的情绪，不要让不良情绪互相影响。家人及社区更需要呵护好老年人，关注老年人的心理健康。作为社会的一分子，对防疫最好的贡献，莫过于做好个人防护，减少聚集，尽量进行

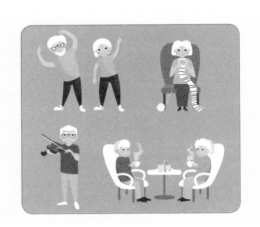

居家的娱乐活动，如看书、看电视、听音乐、做手工、画画、跟家人聊天等，保持积极心态。

8. 四季养生有讲究

西汉史学家司马迁在《史记·太史公自序》中写道："夫春生夏长，秋收冬藏，此天道之大经也。弗顺则无以为天下纲纪。"即春天生发，夏

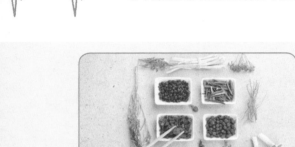

天滋长，秋天收获，冬天封藏。常用来比喻事情的发展过程，是农业生产必须遵循的自然规律，更是养生须遵循的原则。在此基础上，结合《内经》五行脏腑理论，元代饮膳太医忽思慧所撰《饮膳正要》——这部我国甚至是世界上最早的饮食卫生与营养学专著，提出："春气温，宜食麦以凉之；夏气热，宜食菽以寒之；秋气燥，宜食麻以润其燥；冬气寒，宜食黍以热性治其寒。"

（1）春季生发，宜养肝。肝应春气，春季万物复苏，有利于肝的调畅，但此时昼夜温差大，需要注意增减衣物。春季如肝气过旺，会对脾胃产生不利影响，要加强脾胃的调节与保养。

（2）夏季滋长，宜养心。心应夏气，夏季天气炎热，尤其长夏季节天气潮湿、闷热，容易伤津耗气，所以注意祛湿补脾，饮食宜清淡爽口，可以适量食用一些滋阴补气的食物。另外，适当食用水果蔬菜以防暑降温。忌生冷、滋腻、辛辣的食物损伤脾胃。

（3）秋季收敛，宜养肺。肺应秋气，秋季气候清肃，干燥，易伤津液。《饮膳正要》中写道："秋气燥，宜食麻以润其燥"，即秋季应滋阴、润肺、养血。另外，秋天也

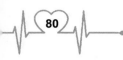
是丰收的季节，大量应季果蔬上市，可以适当吃一些酸味的水果防秋燥，应少食辛辣刺激的食物。

（4）冬季封藏，宜养肾。肾应冬气，冬季天寒地冻，万物蛰伏，寒邪易损伤人体的肾阳，故养生重在滋补，以潜藏体内的阳气，食用如牛、羊肉等温性食物，忌食生冷的食物，忌随意大量服用人参、鹿茸等补气药膳，否则对于血压的控制有害无益。

一年四季，在健康全面的膳食基础上，如蔬菜、水果、豆类、坚果、全谷物、鱼等，按季节、天气变化情况及时调整饮食结构，也是养生中饮食调养的一个重要环节。

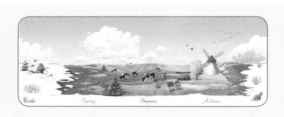

9. 中医药调护助您稳压

（1）中医药在改善高血压患者的症状方面具有一定优势，可提高生活质量。

（2）中医药处方需要专业医师进行四诊合参、辨证论治。

（3）耳穴埋豆。耳穴埋豆即在耳穴表面贴敷埋豆，多采用王不留行籽。耳朵像是在子宫里倒置的胎儿，是人体的缩影，头部朝下，胸及躯干在中间，臀部及下肢在上。

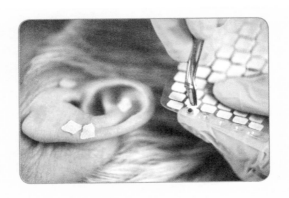

当身体的五脏六腑出现不适时，会体现在耳朵的相应部位上。耳穴埋豆具有调节脏腑气血、阴阳平衡、辅助降压、缓解头晕等症状的作用。此外，中医治疗高血压的外治法还有耳针、拔罐、刮痧、针灸等。

（4）传统的八段锦、太极拳、易筋经、五禽戏，相当于现代的有氧运动，运动强度相对更适合老年人。传统运动结合了中国的传统文化，强调动静与呼吸结合，心平气和、心无杂念，从而能够使人彻底放松肌肉，舒缓情绪，进而有利于血压的控制。

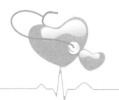

后　记

　　看到这里，相信大家对高血压已经有了较为全面和深入的了解。尽管目前市面上针对高血压的科普书籍层出不穷，平时大家可能也在各个场合接触到有关高血压的科普知识，但是一本由心血管疾病国家级平台打造的系统的专门针对老年人群的高血压科普手册仍然是我们献给广大老年人群，尤其是高血压患者的礼物。我们真诚地希望读者能够通过阅读这本汇集阜外医院这个"心血管国家队"专业人士心血的科普手册，不仅重视并管理好自身的血压，也可以影响周围的老年朋友共同关注高血压，和我们一起提升老年高血压的知晓率、控制率和达标率。

同时，我们也恳请并欢迎各位同道对本手册提出批评指正，让我们一起合力为老年人丰富的晚年生活保驾护航，为健康老龄化的实现而努力奋斗！

（北京协和医学院"双一流"临床医学学科建设子项目）